ASSOCIATION FRANÇAISE

POUR

L'AVANCEMENT DES SCIENCES

CONGRÈS DE ROUEN

1883

ℳ _____

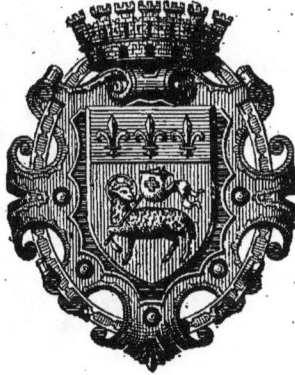

PARIS

AU SECRÉTARIAT DE L'ASSOCIATION

4, rue Antoine-Dubois, 4.

(PLACE DE L'ÉCOLE-DE-MÉDECINE.)

ASSOCIATION FRANÇAISE

POUR L'AVANCEMENT DES SCIENCES

Congrès de Rouen. — 1883.

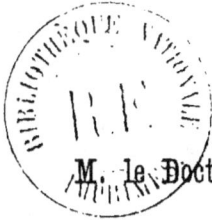

M. le Docteur Arthur CHERVIN

GÉOGRAPHIE MÉDICALE DU DÉPARTEMENT DE LA SEINE-INFÉRIEURE

— Séance du 18 août 1883. —

MESDAMES, MESSIEURS,

En 1878, à la session de Paris, et en 1880 à celle de Reims, je présentais les éléments d'une géographie médicale de la France, d'après les documents fournis par les conseils de revision pour le recrutement de l'armée, et je montrais par des calculs irréfutables combien les départements français diffèrent entre eux au point de vue pathologique.

Parmi les départements où les infirmités constatées chez les jeunes conscrits sont les plus nombreuses figurent les départements normands. Pour remercier l'Association des preuves de bienveillance qu'elle m'a données en encourageant mes travaux de ses deniers, j'ai cru que je devais pousser plus loin mes recherches, et j'ai profité de la session qui nous réunit à Rouen pour étudier en détail le département de Seine-Inférieure, si maltraité au point de vue de la constitution physique de ses enfants. C'est une tâche ingrate entre toutes que celle de parler des misères humaines. Mon excuse, c'est qu'au fond de ces arides statistiques il y a l'indication précise du lieu où gît le mal, et par conséquent le moyen de le combattre et de le vaincre. J'espère que les membres normands de l'Association voudront bien me pardonner ma témérité en considération de mes bonnes intentions.

*

J'ai donc cherché quelles sont les affections qui se présentent le plus souvent dans le département de Seine-Inférieure. Je ne reviendrai pas sur la

AA

méthode employée (1); je me bornerai à donner les résultats auxquels je suis arrivé: les voici :

Sur 1,000 conscrits examinés par les conseils de revision pendant les 20 années écoulées de 1850 à 1869, combien ont été exemptés du service militaire comme atteints des infirmités suivantes :

Faiblesse de constitution.......	219.17	Hydrocèle...................	8.31
Carie dentaire................	148.82	Bégaiement..................	5.66
Hernies.....................	52.36	Dartre, couperose	5.47
Varicocèle...................	37.82	Goitre......................	3.59
Varices.....................	24.42	Épilepsie....................	3.35
Calvitie, alopécie.............	18.74	Strabisme...................	3.25
Scrofules...................	17.35	Pieds plats.................	2.03
Gibbosité...................	15.51	Surdi-mutité................	1.63
Myopie.....................	13.60	Aliénation mentale............	1.12
Pieds bots..................	10.41	Division congéniale des lèvres..	1.10
Crétinisme..................	9.49	Etc., etc....................	

En somme, sur 1,000 conscrits examinés, 471, — presque la moitié, — sont réformés comme atteints d'une infirmité les rendant impropres au service armé.

Ce nombre considérable de cas de réforme nous imposait le devoir de rechercher si ces infirmités ne sont pas localisées de préférence dans certaines parties du département. C'est dans ce but que nous avons étudié, d'abord pour les infirmités en général, puis pour les infirmités les plus fréquentes, dans quelle mesure chaque arrondissement, chaque canton était frappé.

Si nous considérons le département de la Seine-Inférieure partagé en ses 5 arrondissements, nous voyons que l'arrondissement du Havre a fourni 462 réformés pour 1,000 examinés; celui de Dieppe, 466; Neufchâtel, 472; Rouen, 477; Yvetot, 479. Mais on s'aperçoit bien vite que cette division par arrondissement n'est pas suffisante pour nous permettre de localiser pour ainsi dire les lieux de production des maladies. C'est à peine, en effet, si l'arrondissement à moyenne maximum (Yvetot) dépasse l'arrondissement à moyenne minimum (Le Havre) de 1.5 0/0; ce qui ne veut pas dire que les infirmités sont répandues uniformément dans tous les arrondissements. Nous verrons le contraire tout à l'heure. Cela vient, de ce qu'il y a autant de différence entre les cantons d'un même arrondissement, que nous en avons déjà vu entre les départements entre eux. C'est ainsi que nous voyons l'arrondissement du Havre, par exemple, contenir des cantons comme ceux du Havre, de Saint-Romain, de Criquetot et de Fécamp, qui sont parmi les moins maltraités de tout le département, et d'autres comme ceux de Goderville, de Bolbec, de Lillebonne qui figurent parmi les cantons à moyenne maximum. Il en est de même pour tous les arrondissements. Entre le canton à moyenne maximum et le canton à moyenne minimum de l'arrondissement du Havre nous constatons un écart de 14 0/0; dans l'arrondissement d'Yvetot il est de 13 0/0; dans celui de Dieppe de 14 0/0; dans celui de Neufchâtel de 5 0/0; enfin dans celui de Rouen de 4 0/0 seulement. Ces différences considérables entre les différents cantons d'un même arrondissement font que lorsqu'on considère l'arrondissement en entier, tous ces petits détails se fondent, disparaissent, et nous restons en présence d'une moyenne qui par sa généralité ne nous fournit pas une indication

---

(1) Voir le compte rendu de a 7ᵉ session. Paris, 1878, pages 794 et suivantes.

suffisante. L'étude par canton pourra donc seule nous éclairer; nous la ferons tout à l'heure. Mais nous ne voulons pas quitter les arrondissements sans montrer un fait extrêmement important, à savoir : que le nombre des infirmités va toujours croissant lorsqu'on considère les quatre périodes quinquennales de 1850 à 1869.

L'arrondissement du Havre, qui dans la période 1850-54 avait une moyenne de 407.64 pour 1,000, voit sa moyenne monter à 440.90 dans la période 1855-59: à 491.12 dans celle de 1860-64, et à 503.16 pour la dernière période étudiée de 1865-69. Pour les autres arrondissements c'est la même chose. Voici en effet les 4 moyennes quinquennales de Dieppe : 398.13 — 451.39 — 493-38 — 515.68; Neufchâtel, 430.91 — 462.11 — 478.47 — 508.98; Rouen, 433.35 — 445.60 — 511.62 — 517.50; Yvetot, 413.03 — 462.41 — 506.35 — 540.

Tous les arrondissements présentent donc ce même phénomène : une période quinquennale quelconque est toujours en excès sur la période quinquennale précédente. A vrai dire, nous nous attendions bien à une petite hausse, eu égard à la sévérité toujours plus grande des conseils de revision dans le choix des hommes; mais cette circonstance seule, quelque importance qu'on lui attache, ne suffit pas à expliquer cette augmentation considérable de plus de 10 0/0 en général de la première période quinquennale à la dernière. Il y a évidemment dans le pays des causes de dégénérescence sur lesquelles nous appelons l'attention des médecins et des hommes de science du département de la Seine-Inférieure.

L'étude des cantons va nous fournir des indications précises qu'un classement en cinq catégories va rendre plus sensibles encore.

La première catégorie comprend les cantons dont la moyenne est comprise entre 371 et 40 ; ils sont au nombre de deux, savoir : Dieppe, 371; Valmont, 399.

La deuxième catégorie comprend les cantons dont la moyenne est comprise entre 408 et 443 ; ils sont au nombre de cinq, savoir : le Havre, 413; Eu, 416; Fécamp, 416; Saint-Valery, 417; Gournay, 433.

La troisième catégorie comprend les cantons dont la moyenne est comprise entre 444 et 479; ils sont au nombre de dix-neuf, savoir : Saint-Saëns, 445; Criquetot, 449; Forges, 461; Boos, 463; Grand-Couronne, 466; Tôtes, 467; Elbeuf, 467; Duclair, 469; Clères, 470; Argueil, 471; Fauville, 471; Darnétal, 472; Caudebec, 474; Cany, 474; Saint-Romain, 475; Rouen, 476; Longueville, 478; Offranville, 479; Neufchâtel, 479.

La quatrième catégorie comprend les cantons dont la moyenne est comprise entre 480 et 515; ils sont au nombre de quatorze, savoir : Goderville, 482; Blangy, 482; Aumale, 484; Londinières, 484; Yerville, 485; Pavilly, 491; Maromme, 503; Envermeu, 504; Fontaine, 505; Montivilliers, 506; Buchy, 506; Bellencombre, 507; Ourville, 509; Bacqueville, 513.

La cinquième catégorie comprend les cantons dont la moyenne est comprise entre 516 et 552, ils sont au nombre de quatre, savoir : Yvetot, 518; Bolbec, 528; Doudeville, 532; Lillebonne, 552.

Je ferai tout d'abord remarquer qu'il y a une différence de 18 0/0 entre le canton à moyenne maximum et le canton à moyenne minimum, et que ce dernier dépasse la moyenne générale des exemptions pour infirmités physiques dans la France entière; ce minimum est donc bien relatif, comme on voit.

Si nous considérons la répartition géographique *(fig.* 1) à un point de vue plus général, nous constatons l'existence de 3 groupes à moyennes élevées :

D'une part, les cantons de Goderville, de Bolbec et de Lillebonne;

D'autre part, ceux de Fontaine, Bacqueville, Doudeville, Yerville, Ourville, Yvetot, Pavilly, Maromme;

Enfin, ceux d'Aumale, Blangy, Envermeu, Londinières et Bellencombre.

Il faut citer également le canton de Montivilliers, dont la moyenne dépasse d'environ 6 0/0 celle des 3 cantons voisins du Havre, de Criquetot et de Saint-Romain.

Nous ferons remarquer que, sauf le canton de Montivilliers, tous les cantons situés sur le bord de la mer comptent en général beaucoup moins de cas d'exemption que les cantons situés dans l'intérieur des terres. Cette considération joue-t-elle un rôle dans la distribution des maladies ? Nous n'osons nous

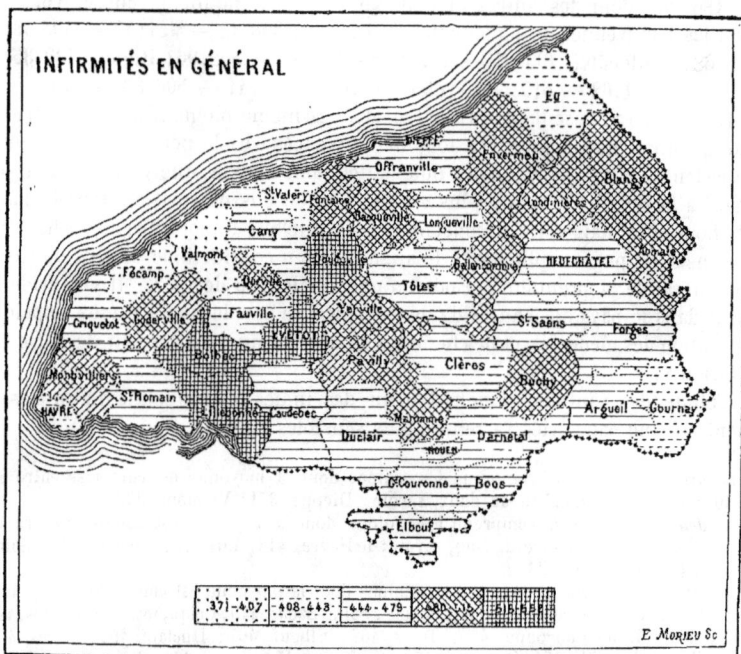

Fig. 1.

prononcer. Toutefois, nous avons étudié les conditions géologiques, géographiques, économiques, hygiéniques de chaque canton, et nous n'avons pu trouver des relations probantes entre les faits et la plus ou moins bonne constitution physique de ses habitants. Mais il est un facteur auquel nous sommes disposé à attribuer plus d'importance qu'à tous les autres : c'est la race.

Les travaux de Boudin et de bien d'autres nous ont montré l'influence de la race sur la fréquence, la forme et la gravité des maladies. Pourquoi n'en serait-il pas un peu de même sur le terrain où nous nous plaçons? Le seul moyen que nous ayons de le savoir, c'est d'interroger la taille, qui est certainement l'un des éléments les moins variables et des plus précieux.

Si nous cherchons comment se distribuent les tailles dans le département, nous voyons que sur 1,000 conscrits mesurés.

$$
\begin{array}{ll}
121.9 \text{ ont moins de} & 1^m,560 \\
12.6 \text{ ont de } 1^m,560 \text{ à } & 1^m,569 \\
98. \quad\quad - \quad 1^m,570 \text{ à } & 1^m,597 \\
153.7 \quad\quad - \quad 1^m,598 \text{ à } & 1^m,624
\end{array}
$$

189.5 ont de 1^m,625 à 1^m,651
135.2   —   1^m,652 à 1^m,678
139.3   —   1^m,679 à 1^m,705
84.8   —   1^m,706 à 1^m,732
42.4   —   1^m,733 à 1^m,760
13.7   —   1^m,761 à 1^m,787
6.4   —   1^m,788 à 1^m,814
2.5   ont   1^m,815 et au-dessus.

La simple inspection du tableau précédent nous montre que la population du département n'est pas homogène. Si, en effet, à l'aide des chiffres ci-dessus, nous construisions la courbe de la taille des conscrits, nous verrions que cette courbe n'est pas régulière, n'est pas harmonique, et qu'après avoir fourni une ascension régulière elle fléchit, puis elle remonte pour redescendre enfin graduellement. Il y a donc deux maximums de taille : le premier pour la taille de 1^m,625 — 1^m,651, le second pour celle de 1^m,679 — 1^m,705. Ce point une fois établi, notre devoir était tout tracé : nous ne pouvions plus nous contenter des chiffres généraux pour le département, il fallait chercher quel était pour chaque canton le contingent des différents groupes de taille.

Nous avons fait cette laborieuse étude (1), et nous sommes arrivé à prouver l'existence de deux groupes de population de tailles bien différentes. D'un côté, en effet, les cantons d'Offranville, de Dieppe, d'Envermeu, d'Eu, de Londinières, de Longueville et de Bellencombre, ainsi que les cantons de Forges, d'Argueil et de Gournay, forment deux groupes bien nets, bien limités, où la taille est élevée. De l'autre, les cantons de Bolbec, Fauville, Ourville, Yvetot, Doudeville, Fontaine, Pavilly, Maromme, Elbeuf, Boos, Darnétal, Clères forment un groupe où la taille est beaucoup plus basse.

Sans attacher à cette constatation plus d'importance qu'il ne convient, je crois cependant qu'elle est utile et que nous retrouverons plus tard des rapprochements à faire entre la taille et la fréquence de certaines infirmités.

* * *

La faiblesse de constitution a fourni dans le département de la Seine-Inférieure tout entier une proportion de 219.17 exemptés pour 1,000 examinés.

L'arrondissement de Neufchâtel a une moyenne de 200.11 ; celui du Havre, 207.38 ; celui de Dieppe, 211.01 ; celui d'Yvetot, 214.21 ; enfin celui de Rouen, 239.

L'étude des cantons nous fournit les résultats suivants :

Première catégorie comprenant les cantons dont la moyenne est comprise entre 158 et 185 ; ils sont au nombre de onze, savoir : Saint-Saëns, 158.52 ; Valmont, 164.95 ; Saint-Valery, 175.12 ; Tôtes, 177.37 ; Fécamp, 178.37 ; Boos, 179.42 ; Eu, 181.08 ; Londinières, 182.78 ; Criquetot, 184.09 ; Montivilliers, 184.53 ; Saint-Romain, 185.31.

Deuxième catégorie comprenant les cantons dont la moyenne est comprise entre 186 et 211 ; ils sont au nombre de treize, savoir : Forges, 186.55 ; Longueville, 189.93 ; Argueil, 192.98 ; Yerville, 194.31 ; Duclair, 198.19 ; Cany, 198.48 ; Goderville, 199.05 ; Dieppe, 200.32 ; Havre, 201.92 ; Gournay, 206.18 ; Darnétal, 208.23 ; Aumale, 209.07 ; Fauville, 210.46.

Troisième catégorie comprenant les cantons dont la moyenne est comprise entre 212 et 238 ; ils sont au nombre de onze, savoir : Clères, 217.12 ; Offranville, 217.70 ; Caudebec,

(1) Voir la communication faite à la section d'anthropologie *sur la taille dans la Seine-Inférieure.*

221.36; Pavilly, 222.96; Neufchâtel, 223.34; Blangy, 224.22; Grand-Couronne, 227.78; Buchy, 229.97; Bellencombre, 231.57; Ourville, 232.50; Envermeu, 233.27.

Quatrième catégorie comprenant les cantons dont la moyenne est comprise entre 239 et 265; ils sont au nombre de sept, savoir : Yvetot, 240.41; Maromme, 241.58; Bolbec, 243.75; Fontaine, 243.98; Elbeuf, 246.78; Bacqueville, 249.80; Doudeville, 265.46.

Cinquième catégorie comprenant les cantons dont la moyenne est comprise entre 266 et 291; ils sont au nombre de deux, savoir : Rouen, 270.87; Lillebonne, 291.80.

La faiblesse de constitution est plus fréquente dans le département de la Seine-Inférieure que dans la France entière (149.34 0/00); la différence est d'environ 7 0/0, et on verra, tout à l'heure, que le canton qui présente le moins de cas d'exemption pour ce motif dépasse également la moyenne générale de toute la France.

Cette fois encore, nous trouvons peu de différence entre les arrondissements entre eux (*fig.* 2); cela vient également de la grande inégalité que nous con-

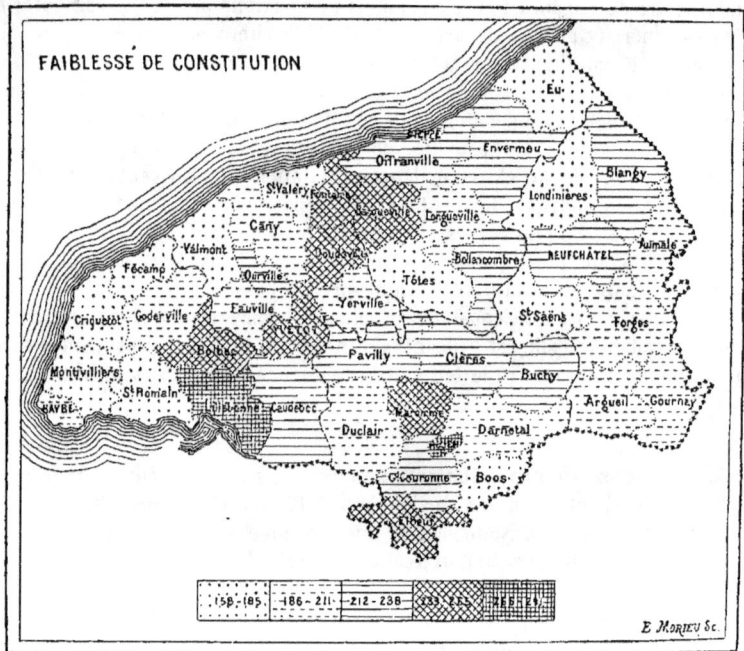

Fig. 2.

statons dans les divers cantons d'un même arrondissement. C'est ainsi que le canton à moyenne maximum diffère du canton à moyenne minimum de 6.5 0/0 dans l'arrondissement de Neufchâtel; de 11 0/0 dans celui du Havre; de 7 0/0 dans celui de Dieppe; de 7.5 0/0 dans celui d'Yvetot et de 9 0/0 dans l'arrondissement de Rouen.

Nous avons constaté une légère différence entre les moyennes respectives de chaque arrondissement, nous allons voir qu'il n'en est pas de même pour les cantons entre eux. Entre le canton dont la moyenne est maximum et celui dont la moyenne est la moins élevée, l'écart est de 13 0/0.

Si maintenant nous passons à l'étude des cantons, nous voyons que ceux qui sont situés sur le bord de la mer, les cantons d'Envermeu et d'Offranville exceptés, se présentent avec des moyennes sensiblement moins élevées que les cantons de l'intérieur. La plupart des cantons (6 sur 9) appartenant aux deux dernières catégories, Fontaine-le-Dun, Bacqueville, Doudeville, Yvetot, Bolbec, Lillebonne, sont disposés suivant une ligne diagonale allant du nord-est au sud-ouest. Les deux extrémités de cette ligne sont reliées par une bande semi-circulaire de cantons appartenant à la troisième catégorie : Offranville, Enver-meu, Bellencombre, Clères, Pavilly, Caudebec. Cette sorte de cercle emprisonne dans son centre trois cantons (Longueville, Tôtes, Yerville), dont les moyennes sont beaucoup plus faibles que celles des cantons environnants.

Nous ferons remarquer la grande différence accusée par nos chiffres entre le canton de Saint-Romain et ceux de Bolbec et de Lillebonne qui lui sont limitrophes. L'écart entre Saint-Romain et Bolbec est de près de 6 0/0, et dé-passe 10 0,0 avec Lillebonne. La même chose a lieu entre le canton de Darnétal et ceux de Maromme et de Rouen : la différence entre les moyennes est de 4 et 7 0,0. Entre le canton de Saint-Valery et celui de Fontaine-le-Dun la différence est de 7 0/0 environ. Elle est également de 7 0/0 entre Tôtes et Bacque-ville.

Nous appelons toute l'attention du lecteur sur ces divergences considérables entre des cantons limitrophes qui devraient se présenter sous le même aspect.

***

Les hernies ont fourni dans le département de la Seine-Inférieure tout entier une proportion de 52.36 exemptés pour 1,000 examinés.

L'arrondissement de Dieppe a une moyenne de 44.19; celui du Havre, 45.36; celui de Neufchâtel, 53.29; celui de Rouen, 54.87; enfin, celui d'Yvetot, 62.28.

L'étude des cantons nous fournit les résultats suivants :

Première catégorie comprenant les cantons dont la moyenne est comprise entre 23.57 et 35.97; ils sont au nombre de six, savoir : Dieppe, 23.57; Fécamp, 29.85; Havre, 31.88; Longueville, 32.94; Eu, 33.68; Gournay, 35.48.

Deuxième catégorie comprenant les cantons dont la moyenne est comprise entre 35.98 et 48.92; ils sont au nombre de onze, savoir : Criquetot, 38.50; Rouen, 38.71; Clères, 38.79; Envermeu, 40.69; Valmont, 41.66; Blangy, 43.20; Montivilliers, 43.53; Saint-Valery, 43.82; Aumale, 47.50; Tôtes, 48.34; Londinières, 48.92.

Troisième catégorie comprenant les cantons dont la moyenne est comprise entre 48.93 et 60.90; ils sont au nombre de onze, savoir : Offranville, 49.44; Fauville, 53.40; Boos, 55.19; Saint-Saëns, 56.55; Caudebec, 57.33; Grand-Couronne, 57.79; Bellencombre 58.06; Darnétal, 58.47; Goderville, 58.75; Neufchâtel, 59.73; Cany, 60.90.

Quatrième catégorie comprenant les cantons dont la moyenne est comprise entre 60.91 et 73.92; ils sont au nombre de treize, savoir : Elbeuf, 64.19; Duclair, 64.25; Forges, 64.66; Yerville, 65.87; Fontaine, 66.07; Saint-Romain, 66.20; Lillebonne, 67.65; Bac-queville, 68.50; Buchy, 69.47; Maromme, 70.94; Ourville, 71.93; Bolbec, 72.19; Pa-villy, 73.92.

Cinquième catégorie comprenant les cantons dont la moyenne est comprise entre 73.93 et 85.57; ils sont au nombre de trois, savoir : Doudeville, 77.75; Yvetot, 85.57; .... (Ar-gueil 149.82.

Le département de la Seine-Inférieure est un de ceux où la hernie est très fréquemment observée par les conseils de revision; il occupe en effet le quatre-vingt et unième rang dans la statistique départementale. La moyenne générale de la France entière n'est cependant inférieure à celle du département de la Seine-Inférieure que de près de 19 0/0. Mais si nous considérons les arrondissements et surtout les cantons de ce même département (*fig. 3*), nous voyons quelle dif-

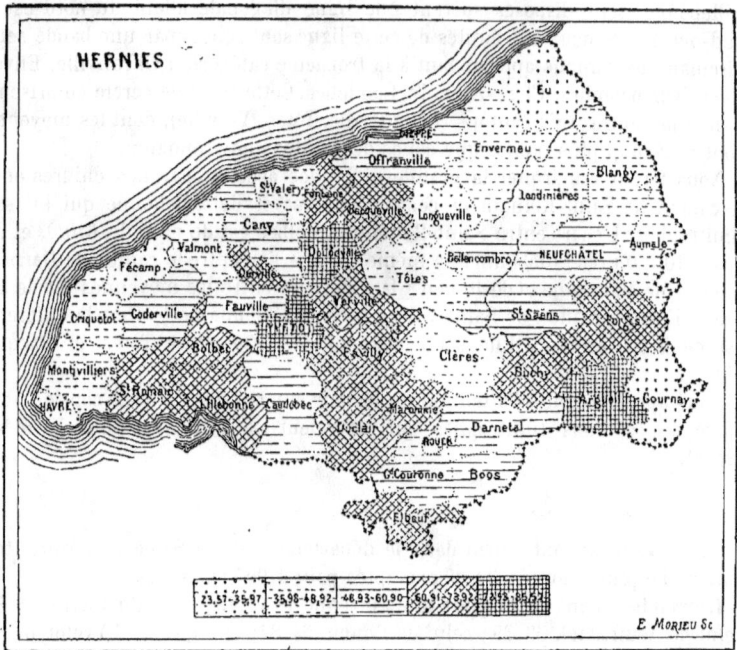

Fig. 3.

férence profonde les sépare. Nous constatons, en effet, qu'il y a une différence de 12 0/0 entre le canton à moyenne *minimum* et le canton à moyenne *maximum*. L'arrondissement de Dieppe qui est le moins maltraité dépasse déjà la moyenne générale de la France, et celui d'Yvetot, où les cas de hernies sont les plus nombreux, compte près de 2 0/0 de réformés de plus que celui de Dieppe.

L'étude des cantons entre eux nous montre des localisations fort intéressantes, fort instructives et qui ne laissent pas le moindre doute sur l'existence de causes (à découvrir) favorables à la production des hernies.

Les cantons du Nord-Est, tout en présentant une moyenne plus élevée que celle de la France entière, sont, *par rapport aux autres cantons du même département*, dans des conditions favorables.

C'est ainsi que les cantons d'Eu, de Dieppe, d'Envermeu, de Londinières, de Blangy, d'Aumale, ainsi que les cantons maritimes du Havre, de Montivilliers, de Criquetot, de Fécamp, de Valmont, de Saint-Valery ne dépassent pas une moyenne de 4 réformés 0/0.

Les cantons à moyennes élevées sont massés en trois groupes :

1° Groupe à l'ouest, formé des cantons de Saint-Romain, Bolbec, Lillebonne, qui ont près de 7 0/0 comme moyenne ;

2° Groupe au centre, formé des cantons de Fontaine-le-Dun, Bacqueville,

Ourville, Doudeville, Yerville, Yvetot, Pavilly, Duclair, Maromme et Elbeuf, qui o t un peu plus de 7 0/0 comme moyenne;

3° Un petit groupe à l'est, composé des trois cantons de Forges, de Buchy et d'Argueil; les deux premiers ont une moyenne de plus de 6 0/0, et le canton d'Argueil près de 15 0/0.

Quant aux loca'isations, elles sont bien tranchées; c'est ainsi que le canton d'Argueil compte 149.82 0/00, tandis que son voisin immédiat le canton de Gournay-en-Bray en compte 35.48 seulement : différence, 114.34 0/00! Un tel écart ne peut pas être l'effet d'un pur hasard, il y a là une cause sur laquelle nous appelons, de tous nos vœux, les recherches des praticiens locaux.

La différence entre les cantons limitrophes d'Aumale et de Forges est de 17.16 0/00. Le canton de Clères a une moyenne de 38 0,00 et celui de Tôtes de 48.34; tandis que les cantons voisins de Bacqueville ont 68.50; Doudeville, 77.75; Yervi le, 63.87; Pavilly, 73.92; Maromme, 70.94; Buchy, 69.17. Les deux cantons voisins de Longueville et de Bacqueville diffèrent du simple au double. Le canton de Saint-Romain a une moyenne de 66.20, tandis que les cantons limitrophes du Havre et de Montivilliers ont le premier, 31.38; le second, 43.53. Le canton de Rouen a une moyenne générale de 38.71 0/00, et les cantons qui l'entourent ont : Boos, 57.19; Grand-Couronne, 57.79; Darnétal, 58.47; Maromme, 70.94.

En résumé, j'appelle particulièrement l'attention des personnes qui vivent dans le pays sur les inégalités considérables constatées d'une manière indéniable par la statistique entre les cantons de Gournay, du Havre, de Longueville et de Rouen.

***

La varicocèle a fourni dans le département de la Seine-Inférieure tout entier une proportion de 36.92 exemptés pour 1,000 examinés.

L'arrondissement de Dieppe a une moyenne de 33.35; celui du Havre, 36.26; celui d'Yvetot, 37.18; celui de Rouen, 38.42; enfin, celui de Neufchâtel 38.62.

L'étude des cantons nous fournit les résultats suivants :

Première catégorie comprenant les cantons dont la moyenne est comprise entre 16.81 et 25.45; ils sont au nombre de cinq, savoir : Dieppe, 16.81; Saint-Valery, 18.93; Fécamp, 19.27; Valmont, 23.08; Gournay, 25.31.

Deuxième catégorie comprenant les cantons dont la moyenne est comprise entre 25.46 et 34.09; ils sont au nombre de douze, savoir : Eu, 27.54; Envermeu, 29.41; Rouen, 29 81; Goderville, 30.82; Havre, 30.85; Bellencombre, 30.97; Saint-Romain, 31.47; Fontaine, 31.96; Caudebec, 32.83; Longueville, 32.94; Saint-Saëns, 33.11; Blangy, 33.66.

Troisième catégorie comprenant les cantons dont la moyenne est comprise entre 34.10. et 42 89; ils sont au nombre de quinze, savoir : Tôtes, 34.68; Montivilliers, 35.36; Aumale, 36.05; Darnétal, 36.60; Fauville, 36 68; Yerville, 36.68; Buchy, 38.46; Londinières, 38.70; Elbeuf, 38.97; Argueil, 39.44; Grand-Couronne, 39.70; Duclair, 40.71; Cany, 40.72; Criquetot, 42.19; Ourville, 42.89.

Quatrième catégorie comprenant les cantons dont la moyenne est comprise entre 42.90 et 51.37; ils sont au nombre de huit, savoir : Maromme, 44.47; Forges, 45.08; Bacqueville, 45 89; Boos, 47.68; Pavilly, 48.25; Yvetot, 49; Offranville, 49.44; Clères, 50.67.

Cinquième catégorie comprenant les cantons dont la moyenne est comprise entre 51.38 et 60 02; ils sont au nombre de quatre, savoir : Neufchâtel, 53.78; Doudeville, 58.37; Bolbec, 59.06; Lillebonne, 60.02.

La moyenne générale pour la France entière des cas de réforme pour varicocèle est de 16.62 ; celle du département de la Seine-Inférieure est de 36.92 ;
ce département est donc parmi les plus maltraités.

L'arrondissement de Neufchâtel (*fig. 4*), dont la moyenne est la plus élevée

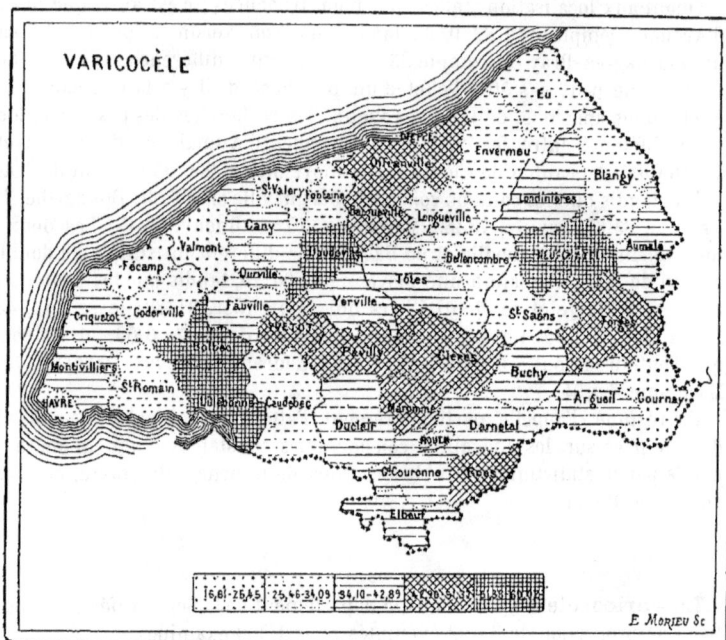

Fig. 4.

de tous les arrondissements, ne doit cette situation qu'à cette circonstance que
deux de ses cantons sur sept, dont il se compose, appartiennent à la quatrième
et à la cinquième catégorie ; tous les autres cantons ont des moyennes relativement bonnes, ainsi que nous le verrons tout à l'heure.

L'arrondissement de Rouen occuperait certainement la dernière place, n'était
le canton de Rouen qui est très favorisé et qui abaisse d'autant la moyenne
générale de l'arrondissement.

La varicocèle varie considérablement d'un canton à l'autre : c'est ainsi que
le canton à moyenne maximum (Lillebonne, 60.02 0/00), surpasse près de
quatre fois la moyenne du canton où cette affection est la moins fréquente
(Dieppe, 16.81).

On distingue plusieurs petits groupes où les moyennes sont basses, ce sont :
les cantons de Valmont, de Fécamp et de Goderville, puis ceux de Saint-
Valery et de Fontaine, enfin ceux de Blangy, d'Eu, d'Envermeu, de Longueville, de Bellencombre et de Saint-Saëns.

Les groupes à moyennes élevées sont constitués d'une part, à l'est, par les
cantons de Neufchâtel et de Forges, au centre par ceux de Clères, de Maromme, de Pavilly, d'Yvetot, qui se joignent avec deux autres groupes, l'un
situé au nord et formé par les cantons d'Offranville, de Bacqueville, de Doude-

ville, et l'autre à l'ouest formé par les cantons de Lillebonne et de Bolbec.

Il est bon de remarquer la différence considérable qui sépare le canton de Dieppe (16.81 0/00) de celui d'Offranville (49.44), qui l'environne de toute part.

Le canton de Blangy, dont la moyenne est de 33.66 0/00, est borné au sud par le canton de Neufchâtel, dont la moyenne est de 53.78. Le canton de Saint-Saëns dont la moyenne est 33.11 est également entouré de cantons, à moyennes élevées, ce sont : Neufchâtel, 53.78 ; Forges, 45.08 ; et Clères, 50.67. Le canton de Caudebec (32.83) est dans le même cas : les cantons qui l'entourent ont tous une moyenne plus élevée que lui ; Duclair, 40.71 ; Pavilly, 48.25 ; Yvetot, 49 ; Bolbec, 59.06 ; Lillebonne, 60.02.

On pourrait en dire autant du canton de Rouen, du canton de Gournay, des cantons de Fontaine et de Saint-Valery, qui sont limitrophes des cantons d'Offranville, de Bacqueville et de Doudeville.

***

Les varices ont fourni dans le département de la S ne-Inférieure tout entier une proportion de 24.42 exemptés pour 1,000 examinés.

L'arrondissement de Dieppe a une moyenne de 19.36 ; celui de Neufchâtel, 20.73 ; celui d'Yvetot, 24.66 ; celui du Havre, 24.92 ; enfin, celui de Rouen, 27.18.

L'étude des cantons nous fournit les résultats suivants :

Première catégorie comprenant les cantons dont la moyenne est comprise entre 10.94 et 17.14 ; ils sont au nombre de quatre, savoir : Dieppe, 10.94 ; Envermeu, 11.97 ; Argueil, 14.28 ; Eu, 17.13.

Deuxième catégorie comprenant les cantons dont la moyenne est comprise entre 17.15 et 23.61 ; ils sont au nombre de dix-sept, savoir : Fauville, 18 ; Forges, 18.21 ; Havre, 18.31 ; Saint-Valery, 18.93 ; Blangy, 18 98 ; Bacqueville, 19.03 ; Gournay, 19.10 ; Yerville, 19.36 ; Bolbec, 19.94 ; Bellencombre, 20.13 ; Tôtes, 20.63 ; Fécamp, 20.92 ; Londinières, 21.87 ; Valmont, 22.18 ; Darnétal, 22.48 ; Rouen, 22.97 ; Yvetot, 23.61.

Troisième catégorie comprenant les cantons dont la moyenne est comprise entre 23.62 et 29.55 ; ils sont au nombre de treize, savoir : Pavilly, 24.21 ; Aumale, 24.33 ; Neufchâtel, 24.46 ; Saint-Saëns, 25.04 ; Elbeuf, 25.85 ; Offranville, 26.55 ; Doudeville, 28.40 ; Buchy, 28.49 ; Cany, 28.63 ; Saint-Romain, 28.69 ; Caudebec, 28.84 ; Fontaine, 29 ; Duclair, 29.09.

Quatrième catégorie comprenant les cantons dont la moyenne est comprise entre 29.56 et 35.76 ; ils sont au nombre de huit, savoir : Clères, 30.30 ; Criquetot, 31.04 ; Ourville, 31.43 ; Goderville, 31.92 ; Grand-Couronne, 32.66 ; Boos, 33.86 ; Lillebonne, 35.01 ; Maromme, 35.76.

Cinquième catégorie comprenant les deux cantons suivants : Longueville, 42.22 ; Montivilliers, 42.37.

Parmi les cas de réforme observés, les varices ne sont pas au premier rang dans le département de la Seine-Inférieure. La moyenne générale de la France est de 19.38 0/00 ; elle est de 24.42 pour le département qui nous occupe.

Les arrondissements et à plus forte raison les cantons présentent de très grandes différences entre eux. (fig. 5.)

L'arrondissement de Dieppe, dont la moyenne est de 19.36, aurait vu baisser sa moyenne de 2 0/00, s'il ne possédait pas le canton de Longueville où les cas de varices sont très fréquents. De même pour l'arrondissement d'Yvetot, qui doit l'élévation de sa moyenne au canton d'Ourville.

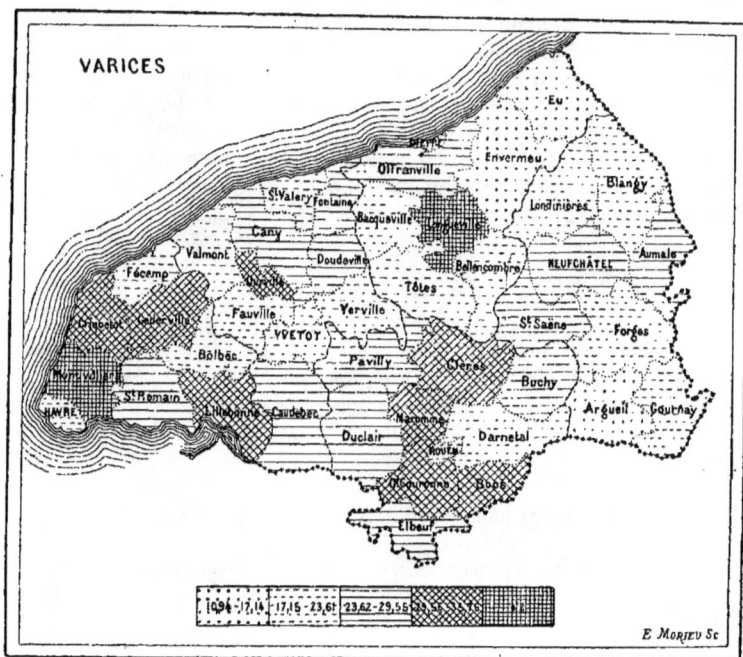

Fig. 5.

Comme toujours, la différence est grande entre le canton à moyenne minimum et le canton à moyenne maximum, elle est de 30 0/0 (Dieppe, 10.94; Montivilliers, 42.37).

Les cantons à moyennes élevées se présentent en deux groupes principaux:

1º Les cantons de Lillebonne, de Goderville, de Criquetot et de Montivilliers, dans l'arrondissement du Havre;

2º Les cantons de Boos, de Grand-Couronne, de Maromme et de Clères, dans l'arrondissement de Rouen.

Les cantons de Rouen, de Darnétal, d'Argueil, de Gournay et de Forges constituent un groupe à faible moyenne. Quant aux cantons de Fécamp, de Valmont, de Fauville, de Bolbec, d'Yvetot, de Yerville, de Tôtes, de Bacqueville, de Bellencombre, de Londinières, de Blangy, d'Eu et d'Envermeu, ils constituent une ceinture à moyenne peu élevée qui entoure les cantons de Cany, de Fontaine, de Doudeville, d'Offranville, où les moyennes sont un peu plus élevées, et ceux d'Ourville et de Longueville qui comptent parmi les plus maltraités.

Nous ferons remarquer que, d'une part, les cantons d'Ourville et de Longue-

ville se distinguent absolument de tous les cantons environnants par l'élévation relativement considérabl de leurs moyennes, et que les cantons du Havre,
de Bolbec et de Darnétal se distinguent, au contraire, par la faiblesse de leur
moyenne comparée à celle des cantons voisins.

***

La calvitie et l'alopécie ont fourni dans le département de la Seine-
Inférieure tout entier une proportion de 18.74 exemptés pour 1,000 examinés.

L'arrondissement de Rouen a une moyenne de 13.14; celui d'Yvetot, 16.94;
celui du Havre, 20.49; celui de Neufchâtel, 23.03; enfin celui de Dieppe,
23.20.

L'étude des cantons nous fournit les résultats suivants :

Première catégorie comprenant les cantons dont la moyenne est comprise entre 1.66
et 9.55; ils sont au nombre de huit, savoir : Boos, 1.66; Darnétal, 3.98; Aumale, 4.96;
Longueville, 7.95; Dieppe, 7.98; Saint-Valery, 8.37; Valmont, 8.43; Maromme, 9.36.

Deuxième catégorie comprenant les cantons dont la moyenne est comprise entre 9.56
et 17.45; ils sont au nombre de neuf, savoir : Fauville, 11.15; Rouen, 11.73; Tôtes, 12.23;
Havre, 13; Yerville, 13.30; Blangy, 13.99; Fécamp, 15.15; Fontaine, 15.47; Forges,
16.58.

Troisième catégorie comprenant les cantons dont la moyenne est comprise entre 17.46
et 25.34; ils sont au nombre de quinze, savoir : Ourville, 18.20; Grand-Couronne, 18.93;
Bellencombre, 20.13; Cany, 20.78; Pavilly, 21.11; Gournay, 21.18; Clères, 21.65; Duclair, 21.97; Lillebonne, 22.69; Saint-Romain, 23.08; Buchy, 23.43; Elbeuf, 23.47;
Argueil, 23.58; Doudeville, 23.97; Yvetot, 24.61.

Quatrième catégorie comprenant les cantons dont la moyenne est comprise entre 25.35
et 33.24; ils sont au nombre de sept, savoir : Eu, 25.47; Criquetot, 27.27; Bacqueville,
27.80; Goderville, 28.60; Bolbec, 29.27; Montivilliers, 30.63; Saint-Saëns, 33.11.

Cinquième catégorie comprenant les cantons dont la moyenne est comprise entre 33.25
et 41.14; ils sont au nombre de cinq, savoir : Londinières, 34.54; Neufchâtel, 37.03; Envermeu, 37.33; Caudebec, 38.09; Offranville, 41.14.

Nous trouvons dans le département de la Seine-Inférieure deux groupes bien
distincts où la calvitie est assez fréquente (*fig. 6*). C'est, d'une part, le groupe
constitué à l'ouest par les cantons de Montivilliers, de Criquetot, Goderville et
Bolbec, qui contiennent en moyenne 27 à 30 0/00 d'affections du cuir chevelu,
auxquels il faut ajouter le canton de Caudebec qui en contient 38. D'autre part,
à l'est, un deuxième groupe formé par les cantons de Saint-Saëns, 33 0/00;
Neufchâtel, 37; Londinières, 34; Eu, 25; Envermeu, 37; Offranville, 41; et Bacqueville, 27.

En dehors de ces deux groupes, cette affection n'est pas très fréquemment
observée. Il y a même des régions où elle est à l'état de rareté, par exemple
dans les cantons de Boos, Darnétal, Maromme et Rouen, qui forment un petit
îlot presque indemne. Le fait est d'autant plus digne de remarque que certains
cantons environnants sont frappés avec une intensité qui paraît considérable,
étant donnée la faiblesse des moyennes des cantons précédents. C'est ainsi
que le canton de Boos qui n'a que 1.66 cas 0/00 est borné à l'ouest par le
canton d'Elbeuf qui en compte 23.47, et par celui de Grand-Couronne qui en
a 18.93; que le canton de Darnétal qui n'a que 3.98 0/00 pour moyenne est

borné au nord et à l'est par les cantons d'Argueil et de Buchy, qui ont plus de 23, et par celui de Clères qui a 21.

Le même fait se produit pour quelques cantons de l'est : Blangy a pour moyenne 13.99 0/00, tandis que les cantons limitrophes ont : Londinières, 34.54; Neufchâtel, 37.03, et Aumale, 4.96. Forges a pour moyenne 16.58, tandis que les cantons limitrophes, Gournay, Argueil, Buchy, dépassent 20; et nous venons de voir que Saint-Saëns et Neufchâtel dépassent 30, tandis qu'Aumale n'atteignait pas 5 0/00.

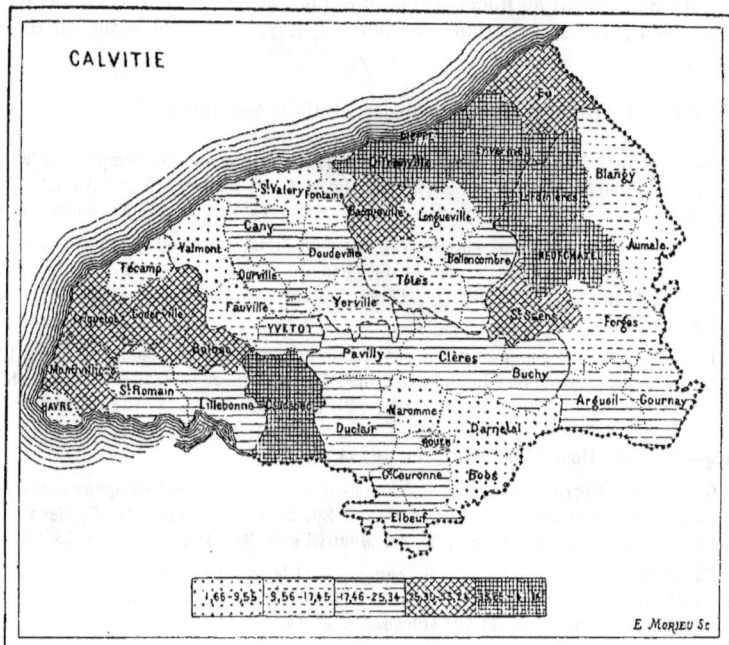

Fig. 6.

Je pourrais faire la même observation pour les cantons du Havre, de Fécamp, Valmont, Fauville, Saint-Valery, Fontaine, Yerville, Tôtes, Longueville et Dieppe, qui tous sont environnés de cantons à moyenne beaucoup plus élevée que la leur.

Mais le fait le plus curieux est certainement fourni par l'arrondissement de Dieppe, où nous constatons le fait suivant. Le canton d'Offranville qui a la moyenne maximum de 41.14 0/00 est entouré de cantons dont les moyennes sont les suivantes : Fontaine, 15.47; Bacqueville, 27.80; Longueville, 7.95; Envermeu, 37.33, et Dieppe, 7.98! Il est probable que ce canton d'Offranville est victime de circonstances qui n'ont pu pénétrer à Longueville et à Dieppe, mais qui ont gagné les deux cantons voisins de Bacqueville et d'Envermeu. Quelles sont ces circonstances, quelles sont ces causes? C'est, nous le répétons encore une fois, aux praticiens locaux à nous les faire connaître.

L'arrondissement de Rouen est le moins maltraité en général; mais il n'en eût pas été ainsi sans le canton de Caudebec qui change un peu la moyenne de l'arrondissement d'Yvetot, qui serait certainement au premier rang sans cette circonstance.

Le Havre, qui vient après dans l'ordre numérique, est peut-être celui qui est le plus également atteint; tous ses cantons, en effet, sauf deux, fournissent de 20 à 30 cas de calvitie. Les arrondissements de Neufchâtel et de Dieppe ont des moyennes plus élevées en général, mais nous avons vu qu'ils contiennent des cantons, et en grand nombre, où la maladie que nous étudions en ce moment se rencontre fort peu.

**

La carie dentaire a fourni dans le département de la Seine-Inférieure tout entier une proportion de 148.82 exemptés pour 1,000 examinés.

L'arrondissement de Neufchâtel a une moyenne de 116.20; celui de Rouen, 134.18; celui de Dieppe, 138.58; celui du Havre, 160.53; enfin celui d'Yvetot, 166.94.

L'étude des cantons nous fournit les résultats suivants :

Première catégorie comprenant les cantons dont la moyenne est comprise entre 81.51 et 113.09; ils sont au nombre de huit, savoir : Gournay, 81.51; Neufchâtel, 87; Dieppe, 91.40; Havre, 96.67; Elbeuf, 102.87; Rouen, 106.30; Grand-Couronne, 110.90; Eu, 113.04.

Deuxième catégorie comprenant les cantons dont la moyenne est comprise entre 113.10 et 144.07 ; ils sont au nombre de six, savoir: Forges, 116.66 ; Saint-Saëns, 118.84 ; Saint-Valery; 119.95 ; Blangy, 127.25 ; Aumale, 135.77; Londinières, 140.35.

Troisième catégorie comprenant les cantons dont la moyenne est comprise entre 144.68 et 176.25; ils sont au nombre de quatorze, savoir : Duclair, 146.03; Argueil, 149.89; Valmont, 152.24; Caudebec, 152.27; Fécamp, 154.01; Offranville, 154.94; Buchy, 161.07; Cany, 166.98; Pavilly, 167.11 ; Maromme, 168.17; Doudeville, 138.28; Darnétal, 173.55 ; Fauville, 173.65; Boos, 174.90.

Quatrième catégorie comprenant les cantons dont la moyenne est comprise entre 176.26 à 207.83; ils sont au nombre de douze, savoir : Ourville 177.89; Fontaine, 181.46; Saint-Romain, 182.36; Tôtes, 182.37; Envermeu, 182.65; Goderville, 182.86; Yerville, 183.17; Longueville, 183.30; Bacqueville, 184.16; Clères, 185.57; Criquetot, 185.86; Yvetot, 195.43.

Cinquième catégorie comprenant les cantons dont la moyenne est comprise entre 207.84 et 239.42; ils sont au nombre de quatre, savoir: Bolbec, 210.19; Bellencombre, 213.64 ; Lillebonne, 216.15; Montivilliers, 239.42.

La carie dentaire est un des cas de réforme les plus fréquents dans la Seine-Inférieure, et c'est de tous les départements français celui qui présente, de ce chef, le plus de cas d'exemption. Nous voyons, en effet, qu'année moyenne près de 15 p. 0/0 des conscrits sont réformés pour mauvaise denture.

L'étude par arrondissement et par canton (*fig.* 7) de cette infirmité est tout particulièrement intéressante, par la différence notable que l'on peut constater d'un canton à l'autre. C'est ainsi, par exemple, qu'il y a près de trois fois plus de carie dentaire à Gournay qu'à Montivilliers !

C'est l'arrondissement de Neufchâtel qui est incontestablement le moins maltraité. Pas un de ses cantons, en effet, n'appartient aux catégories à fortes moyennes; le canton d'Argueil, qui a la moyenne la plus élevée, n'atteint même pas la moyenne générale du département. Cet arrondissement a une physionomie toute particulière qui se détache bien nettement. On rencontre également un autre ilot de ce genre dans le sud de l'arrondissement de Rouen, îlot formé seulement par les trois cantons de Rouen, Grand-Couronne et Elbeuf, qui se distinguent des cantons limitrophes par une différence de 13 à 16 0/0 dans leurs moyennes. Il faut encore signaler le canton d'Eu qui a 7 0/0 moins d'exemptions que son voisin Envermeu ; Saint-Valery qui n'a que 119 exemptés alors que les cantons de Fontaine et de Cany en ont 181 et 166. Les cantons du Havre se trouvent dans le même cas, et ici la différence est encore plus grande ; elle est de 14 0/0 ; le Havre n'a que 96.67 et Montivilliers, son voisin, en a 239.42.

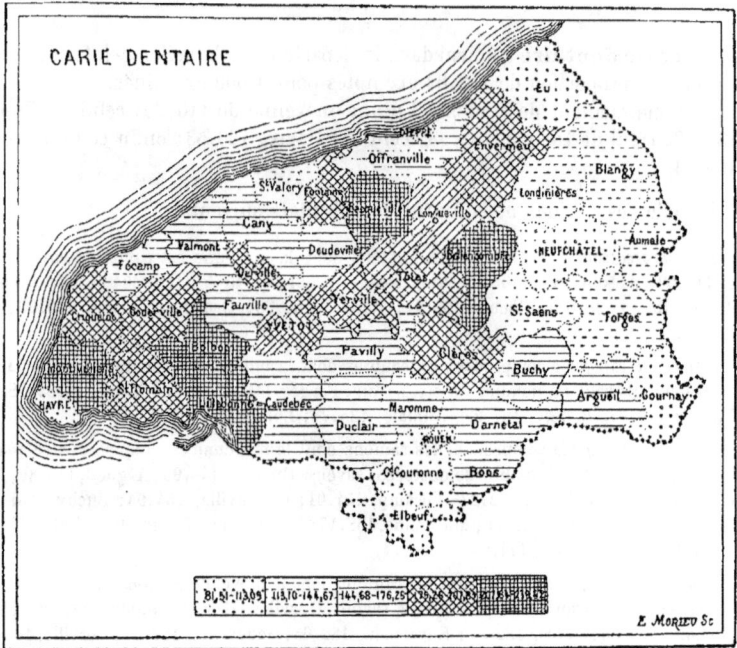

Fig. 7.

L'arrondissement de Dieppe se partage en deux portions bien distinctes au point de vue de la fréquence de la carie dentaire. D'une part, les cantons maritimes à moyenne relativement peu élevée, Eu, Dieppe, Offranville; d'autre part, les cantons situés à l'intérieur des terres avec une proportion de cas d'exemption considérable, Envermeu, Longueville, Bellencombre, Tôtes, Bacqueville. Il s'ensuit que ces derniers se trouvent enclavés entre les cantons de l'arrondissement de Neufchâtel et les cantons maritimes de l'arrondissement de Dieppe, qui tous ont des moyennes très basses. Aussi le contraste est-il frappant; entre le canton de Bellencombre et celui de Neufchâtel, par exemple, nous notons une différence de plus de 12 0/0.

Tous les cantons de l'arrondissement d'Yvetot, moins Saint-Valery, dépassent la moyenne générale du département. C'est de tous les arrondissements le plus maltraité, et la grande fréquence de la carie dentaire s'y rencontre d'une manière générale.

Il n'en est pas de même dans l'arrondissement du Havre, qui contient assurément quelques cantons à moyennes très élevées, mais qui, à côté de cela, en a d'autres comme ceux de Fécamp, et du Havre, qui sont relativement dans de bonnes conditions.

Ce département est donc très intéressant au point de vue de la répartition de cette infirmité : d'une part, des moyennes relativement très faibles de tous les cantons de l'arrondissement de Neufchâtel, alors qu'ils sont entourés de cantons à moyennes élevées ; d'autre part, l'existence dans quelques cantons de l'arrondissement du Havre et dans celui de Dieppe d'une proportion effrayante de carie dentaire qui mérite d'attirer l'attention et de provoquer une étude détaillée de cette petite région.

* * *

La scrofule a fourni, dans le département de la Seine-Inférieure tout entier une proportion de 17.35 exemptés pour 1,000 examinés.

L'arrondissement de Dieppe a une moyenne de 14.24 ; celui de Rouen, 16.71 ; celui de Neufchâtel-en-Bray, 17.02 ; celui d'Yvetot, 18.76 ; enfin, celui du Havre, 19.21.

L'étude des cantons nous fournit les résultats suivants :

Première catégorie comprenant les cantons dont la moyenne est comprise entre 6.63 et 10.42 ; ils sont au nombre de cinq, savoir : Criquetot, 6.63 ; Neufchâtel, 6.64 ; Offranville, 9.02 ; Duclair, 9.88 ; Doudeville, 10.41.

Deuxième catégorie comprenant les cantons dont la moyenne est comprise entre 10.43 et 14.22 ; ils sont au nombre de huit, savoir : Clères, 11.58 ; Pavilly, 11.72 ; Envermeu, 11.97 ; Saint-Valery, 13.09 ; Fécamp, 13.49 ; Bellencombre, 13.51 ; Dieppe, 13.88 ; Eu, 13.94.

Troisième catégorie comprenant les cantons dont la moyenne est comprise entre 14.23 et 18.01 ; ils sont au nombre de quinze, savoir : Boos, 14.80 ; Maromme, 15.04 ; Blangy, 15.24 ; Caudebec, 15.32 ; Buchy, 15.74 ; Longueville, 15.77 ; Bacqueville, 16.60 ; Fauville, 16.64 ; Saint-Saëns, 16.83 ; Fontaine, 17 ; Gournay, 17.01 ; Tôtes, 17.03 ; Cany, 17.38 ; Darnétal, 17.61 ; Elbeuf, 17.70.

Quatrième catégorie comprenant les cantons dont la moyenne est comprise entre 18.02, et 21.81 ; ils sont au nombre de neuf, savoir : Ourville, 18.20 ; Rouen, 18.50 ; Havre, 18.58 ; Argueil, 18.95 ; Valmont, 19.46 ; Londinières, 19.73 ; Yerville, 20.71 ; Forges, 21.45 ; Saint-Romain, 21.67.

Cinquième catégorie comprenant les cantons dont la moyenne est comprise entre 21.82 et 25.61 ; ils sont au nombre de sept, savoir : Grand-Couronne, 22.23 ; Montivilliers, 22.24 ; Lillebonne, 24.07 ; Bolbec, 24.15 ; Aumale, 24.33 ; Goderville, 25.25 ; Yvetot, 25.61.

Le tableau ci-dessus nous montre que l'arrondissement de Dieppe est celui qui présente le moins de cas de scrofule. Nous voyons, en effet, que tous les cantons (*fig.* 8) de cet arrondissement sont au-dessous de la moyenne du département, et que, sauf un petit groupe de trois cantons appartenant à la troisième catégorie (Bacqueville, Tôtes et Longueville), tous les autres appartiennent aux deux premières. L'arrondissement du Havre, au contraire, est le plus maltraité ; et, sur 8 cantons qu'il contient, 2 seulement (Criquetot et Fécamp) sont dans les deux premières catégories ; tous 'es autres sont au nombre de ceux qui comptent le plus de cas d'exemption. L'arrondissement du Havre présente ceci de particulier, qu'il contient à la fois le canton à moyenne minimum (Criquetot) et celui à moyenne maximum (Goderville). J'ajouterai que ces deux cantons sont absolument limitrophes, et que la différence qui les sépare est de 18 0/0.

L'arrondissement d'Yvetot nous fournit des cantons appartenant a toutes les catégories; mais il faut remarquer cependant que presque tous, sauf Doudeville, Saint-Valery et Caudebec, sont véritablement au-dessus de la moyenne. car Fauville, Cany et Fontaine sont sur la limite.

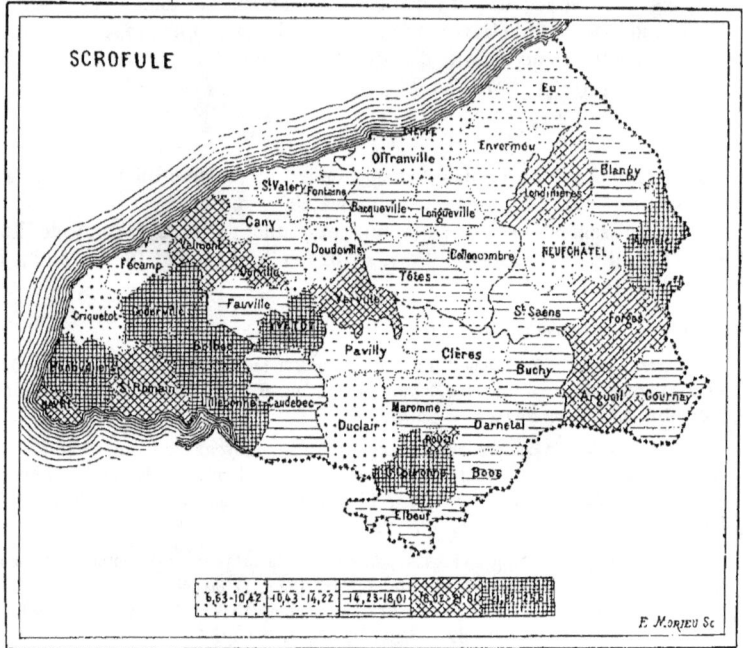

Fig. 8.

L'arrondissement de Rouen serait très probablement mieux partagé qu'il ne l'est, sans les deux cantons de Rouen et surtout de Grand-Couronne, qui pèsent lourdement sur la moyenne générale de cet arrondissement, car la plupart des cantons qui le composent sont au-dessous de la moyenne.

L'arrondissement de Neufchâtel a une moyenne élevée, malgré le canton de Neufchâtel qui ne compte que peu de cas d'exemption; c'est que cet arrondissement comprend quatre cantons à moyenne élevée : Londinières, Aumale, Forges et Argueil, et que les trois autres, Blangy, Saint-Saëns et Gournay, sont très voisins de la moyenne générale.

Il faut encore signaler, dans ce département, les cantons qui se présentent avec des moyennes complètement différentes de celles des cantons environnants. J'ai déjà indiqué le canton de Criquetot; je pourrai y ajouter celui de Fécamp qui le touche : tous deux sont environnés de cantons dont la moyenne est considérablement plus élevée que la leur. Je citerai comme se trouvant dans le même cas les cantons de Doudeville, de Neufchâtel et de Duclair. Par contre, les cantons de Londinières, de Rouen et de Grand-Couronne forment des îlots à moyenne élevée.

Pour résumer à grands traits la distribution géographique de la scrofule dans le département de la Seine-Inférieure, nous dirons :

Il y a deux groupes à moyenne élevée : 1º le premier à l'est du département et constitué par les cantons d'Aumale, de Forges et d'Argueil ; le second à l'ouest et comprenant notamment tous les cantons situés à l'embouchure de la Seine, savoir : Lillebonne, Saint-Romain, le Havre, Montivilliers ainsi que ceux de Bolbec, Goderville, Valmont, Ourville, Yvetot et Yerville ;

2º Les cantons situés au nord et notamment ceux de l'arrondissement de Dieppe, ainsi que la plupart de ceux de l'arrondissement de Rouen (Rouen et Grand-Couronne exceptés), son ceux qui fournissent la proportion la plus faible de cas d'exemption.

* * *

J'ai étudié, dans les tableaux précédents, la topographie pathologique du département de la Seine-Inférieure et j'ai montré : 1º par la statistique des infirmités en général, quel rang il fallait assigner à chaque canton au point de vue de l'aptitude physique plus ou moins grande de chacun d'eux et j'ai fait, pour ainsi dire, toucher du doigt quels sont les *bons cantons*, c'est-à-dire ceux où la population est vigoureuse, et les *mauvais cantons*, c'est-à-dire ceux où les cas d'exemption pour infirmités physiques, de toute nature, sont démesurément fréquents, 2º par les statistiques spéciales pour chacune des infirmités les plus fréquentes comment et dans quelle mesure chaque canton est frappé.

Il me reste maintenant à résumer les hausses et les baisses éprouvées par chaque canton sur les différents terrains pathologiques que j'ai abordés.

C'est ce que je vais faire dans les lignes suivantes :

Dans l'arrondissement du Havre nous voyons que les cantons de Bolbec, Lillebonne, Saint-Romain et Montivilliers sont de beaucoup les plus maltraités. Toutes les infirmités étudiées se présentent avec une grande intensité dans ces deux premiers cantons. Toutefois les varices sont rares à Bolbec et la calvitie n'est pas très fréquente ; à Lillebonne, à Montivilliers et à Saint-Romain, au contraire, les varices, la calvitie, les scrofules et la carie dentaire s'y rencontrent dans une très grande proportion, tandis que la faiblesse de constitution, les hernies et les varicocèles ne dépassent pas la moyenne. Les cantons de Criquetot, de Fécamp et du Havre sont généralement assez bien partagés. Le canton de Criquetot est celui qui contient, dans tout le département, le moins de cas de scrofule ; pour la faiblesse de constitution et les hernies il est aussi au nombre de ceux où ces cas de réforme sont les moins nombreux. Par contre la calvitie, les varices et la carie dentaire y sont très fréquemment observées. Le canton de Fécamp est dans de bonnes conditions sous tous les rapports, ainsi que celui du Havre, qui a cependant un assez grand nombre de réformés pour scrofule et carie dentaire.

Dans l'arrondissement de Dieppe, à part les cantons de Bacqueville et de Bellencombre, qui pour toutes les infirmités présentent une moyenne fort élevée, nous voyons que l'aptitude pathologique varie considérablement dans le même canton. C'est ainsi que le canton d'Eu, qui fournit fort peu de faiblesse de constitution, de carie dentaire, de hernie, de varicocèle et de varice, a un très grand nombre de conscrits atteints de calvitie ; que le canton de Longueville, au contraire, a peu de calvitie et de hernie, mais beaucoup de varice et de carie dentaire ; que le canton d'Offranville, qui a fort peu de scrofule, a beaucoup de calvitie. Le canton de Dieppe figure parmi les meilleurs dans le département tout entier : il n'y a que la scrofule et la faiblesse de constitution qui s'y montrent avec quelque fréquence. Le canton de Tôtes n'est ni bon ni mauvais, la carie dentaire et la scrofule s'y montrent seules avec une certaine intensité. Dans l'arrondissement de Neufchâtel, la spécialisation pathologique est également très nettement accusée. Le canton de Saint-Saëns, qui compte peu de faiblesse de constitution et de carie dentaire, fournit un très grand nombre de calvitie, de varice, de hernie et de scrofule. Le canton de Gournay a peu de carie dentaire, de hernie, de varice, de varicocèle et beaucoup de scrofule, de calvitie et de faiblesse de constitution. Dans le canton de Forges la faiblesse de constitution, la carie dentaire, la varice et la calvitie ont des moyennes beaucoup moins élevées que les hernies, les varicocèles et les scrofules. Le canton d'Argueil fournit surtout des cas de réforme pour calvitie, scrofule, hernie ; par contre les varices y sont peu fréquentes. Le canton d'Aumale compte peu de calvitie, mais beaucoup de scrofule ; la faiblesse de constitution, la varicocèle, les varices ainsi que la carie dentaire et les hernies ne présentent rien d'extraordinaire. Le canton de Neufchâtel fournit peu de carie dentaire et de scrofule et beaucoup de calvitie et varicocèle ; dans le canton de Londinières, au contraire, la scrofule est peu nombreuse et la calvitie est très fréquente.

Dans l'arrondissement de Rouen, presque tous les cantons figurent parmi les plus maltraités du département pour toute espèce de motifs. Cependant, je dirai que la calvitie et la faiblesse de constitution sont rares à Rouen, tandis que la varicocèle et les varices sont fréquentes. Les scrofules sont rares à Duclair, tandis que les hernies, les varices, les varicocèles et la calvitie s'y rencontrent dans de fortes proportions. A Darnetal la calvitie est rare. Buchy, Pavilly, Clères, Elbeuf, Grand-Couronne, Maromme sont, pour les infirmités étudiées, constamment au-dessus de la moyenne. Les cantons de Rouen fournissent surtout des faiblesses de constitution et des scrofules.

Dans l'arrondissement d'Yvetot, qui est de tous le plus maltraité, il n'y a que les deux cantons maritimes de Saint-Valéry et de Valmont qui se présentent à nous dans une situation favorable, et encore à Valmont la scrofule est-elle assez fréquente. Tous les autres cantons fournissent des proportions considérables de réforme. Je signalerai, toutefois, le canton de Doudeville, qui a peu de scrofule, et celui de Fauville, qui fournit peu de varice et de calvitie.

J'arrive à la conclusion de mon trop long travail et j'espère, Messieurs, qu'au milieu des nombreuses statistiques que je vous ai présentées il y a deux choses qui vous auront particulièrement frappés : c'est, d'une part, les différences souvent considérables présentées par des cantons limitrophes dans l'intensité d'une infirmité ; ces anomalies sont d'autant plus importantes à signaler que l'exagération sur un point limité de la cause productrice de l'infirmité permet de la saisir plus facilement ; et, d'autre part, le groupement de la même infirmité dans un certain nombre de cantons limitrophes permet d'affirmer qu'il y a un facteur important dont la découverte donnerait la clef de l'étiologie de l'infirmité.

J'attends, Messieurs, de vous, qui connaissez à merveille toutes les circonstances de milieu, d'hygiène, de race, etc., dans lesquelles se trouve la population de ce département, que vous vouliez bien me communiquer vos observations, qui seules nous permettront d'indiquer avec vérité les causes des troubles pathologiques profonds que je viens de vous signaler.

PARIS IMPRIMERIE CHAIX (S.-O.). — 9312-4

... VANCEMENT DES SCIEN...

...TRAIT DES STATUTS ET RÈGLEMENT

STATUTS.

... L'Association se compose de membres fondateurs et de membres ... les uns et les autres sont admis, sur leur demande, par le Conseil ...

... Sont membres fondateurs les personnes qui auront souscrit, ... quelconque, une ou plusieurs parts du capital social : ces parts ... 00 francs.

... Tous les membres jouissent des mêmes droits. Toutefois, les ... membres fondateurs figurent perpétuellement en tête des listes ..., et les membres reçoivent gratuitement, pendant toute leur vie, ... exemplaires des publications de l'Association qu'ils ont souscrit de ... capital social.

RÈGLEMENT.

... Le taux de la cotisation annuelle des membres non fondateurs ... 0 francs.

... Tout membre a le droit de racheter ses cotisations à venir en ... une fois pour toutes, la somme de 200 francs. Il devient ainsi membre ...

... membres ayant racheté leurs cotisations pourront devenir membres ... en versant une somme complémentaire de 300 francs. Il sera ... racheter les cotisations par deux versements annuels consécutifs ...

... alphabétique des membres à vie est publiée en tête de chaque ... immédiatement après la liste des membres fondateurs.

... sont reçues :

... 4, rue Antoine-Dubois (Place de l'École-de-Médecine).

... membres fondateurs peuvent être versées en une seule ... en deux versements de chacun 250 francs.

... IMPRIMERIE CHAIX (S. O.). — 6416-4.